Ana Noelia Hernández González

DISTROFIA MUSCULAR DE DUCHENNE:

Ana Noelia Hernández González

DISTROFIA MUSCULAR DE DUCHENNE:

Desde la célula hasta el tratamiento

Editorial Académica Española

Imprint

Any brand names and product names mentioned in this book are subject to trademark, brand or patent protection and are trademarks or registered trademarks of their respective holders. The use of brand names, product names, common names, trade names, product descriptions etc. even without a particular marking in this work is in no way to be construed to mean that such names may be regarded as unrestricted in respect of trademark and brand protection legislation and could thus be used by anyone.

Cover image: www.ingimage.com

Publisher:
Editorial Académica Española
is a trademark of
Dodo Books Indian Ocean Ltd. and OmniScriptum S.R.L publishing group

120 High Road, East Finchley, London, N2 9ED, United Kingdom
Str. Armeneasca 28/1, office 1, Chisinau MD-2012, Republic of Moldova, Europe
Printed at: see last page
ISBN: 978-613-9-41243-3

ÍNDICE

RESUMEN

La distrofia muscular de Duchenne (DMD) es una enfermedad hereditaria recesiva ligada al cromosoma X, causada por mutaciones en el gen de la distrofina, una proteína esencial en la estabilización de la membrana plasmática de la fibra muscular durante la contracción. La enfermedad afecta a los músculos de las extremidades, al diafragma y al miocardio, además de producir deformidades vertebrales y trastornos cognitivos. El diagnóstico se basa principalmente en la sospecha clínica, los niveles de creatina fosfoquinasa (CPK), la biopsia muscular y el estudio genético. En el seguimiento de la enfermedad y la monitorización de su respuesta terapéutica, podrían ser útiles los microARNs (miARNs). No existe un tratamiento curativo para la DMD, siendo el "gold" estándar los corticoides, que enlentecen la progresión de la enfermedad a expensas de posibles efectos adversos.

El diseño de modelos animales distróficos, como los ratones mdx, ha permitido conocer en profundidad el papel de la distrofina en el músculo, y comprender mejor la patogenia de la enfermedad. Ello, unido a la ausencia de un tratamiento definitivo, ha incrementado el interés por diseñar nuevas estrategias terapéuticas. El desarrollo en los últimos años de la terapia génica ha permitido la transferencia de mini genes de distrofina contenidos en virus adeno-asociados, la corrección de mutaciones específicas mediante la utilización de oligonucleótidos antisentido o técnicas de "exon skipping", y la sobreexpresión de utrofina. Otras alternativas terapéuticas incluyen la intervención sobre vías patogénicas dañadas, el trasplante con mioblastos o mesoangioblastos, y la angiogénesis.

INTRODUCCIÓN

Las distrofias musculares son un grupo de enfermedades hereditarias caracterizadas por una degeneración muscular progresiva[1].

La Distrofia muscular de Duchenne (DMD), la distrofia muscular más frecuente, es una enfermedad genética ligada al cromosoma X caracterizada por el déficit de una proteína localizada en la cara citoplasmática del sarcolema o membrana de la fibra muscular, la distrofina[1]. La enfermedad afecta a 1 de cada 3.500 varones y es diagnosticada, en la mayoría de los casos, hacia los cinco años de edad mediante la observación en el niño de retraso en el desarrollo motor, alteraciones de la marcha e incapacidad para correr o saltar de forma adecuada, debido fundamentalmente a la debilidad muscular proximal de los miembros inferiores, tal y como puede confirmarse mediante la clásica maniobra de Gowers. La enfermedad avanza progresivamente y la fuerza muscular se va deteriorando hasta tal punto que los niños requieren ayudas técnicas para la marcha y el posicionamiento. Posteriormente, en la adolescencia, precisan de una silla de ruedas. La edad media del fallecimiento suele ser a principios de la veintena, debido a complicaciones cardiorrespiratorias añadidas al cuadro inicial[2].

El objetivo general de esta revisión ha sido sintetizar la evidencia actual disponible sobre la DMD. Los objetivos específicos que nos hemos propuesto son: 1) revisar las estrategias diagnósticas disponibles para la DMD; 2) analizar las bases celulares de la enfermedad para comprender su papel en el diagnóstico y en la terapéutica; y 3) revisar las posibles terapias que se están llevando a cabo o ensayando en la actualidad.

MATERIAL Y MÉTODOS

Se llevó a cabo una revisión sistemática de la literatura científica existente en las bases de datos de Pubmed, Web of Science y Scopus. Asimismo, se utilizaron buscadores como Google Scholar y Google. La búsqueda se realizó en tres etapas: la primera intentó abarcar todas aquellas publicaciones datadas de 2000 a 2016 relacionadas con el tema propuesto. Como término MeSH se utilizó "Duchenne muscular dystrophy"; la segunda búsqueda se realizó aprovechando la bibliografía referida en los artículos de la búsqueda anterior que interesaban para la presente revisión; por último, la tercera búsqueda se realizó en las mismas bases de datos comentadas anteriormente y con el mismo intervalo de datación, pero esta vez añadiendo los términos MeSH "diagnosis", "therapeutic strategies", "gene therapy" y "stem cell".

RESULTADOS Y DISCUSIÓN

1. Resultados de la búsqueda

Realizada la búsqueda resaltada en "Material y métodos", se obtuvieron 62 artículos originales y 41 revisiones, dando un total de 103 publicaciones. De todas ellas, finalmente han sido utilizadas 65 publicaciones, las cuales son citadas a lo largo de esta revisión.

2. Estrategias diagnósticas en la DMD

El diagnóstico de la DMD se basa en la sospecha clínica, los niveles de creatina fosfoquinasa sérica (CPK), la electromiografía (EMG), la tomografía axial computarizada (TAC) o la resonancia magnética nuclear (RMN), la biopsia muscular y el estudio genético[3], siendo estos dos últimos los que llevan al diagnóstico definitivo. La secuencia de pruebas dependerá de la disponibilidad técnica de cada centro[4].

2.1. Enzimas musculares: Creatina fosfoquinasa (CPK)

Los niveles séricos normales de CPK varían con la edad, el sexo o la actividad física, y pueden elevarse en distintas enfermedades neuromusculares. En la DMD, la CPK sérica se encuentra muy elevada (de 50 a 100 veces los valores normales), incluso desde el nacimiento[5]. Esta concentración de CPK sérica también se observa en otras distrofias musculares presentes desde la infancia tales como la Distrofia muscular de Becker (DMB) o la Distrofia muscular de cintura. Sin embargo, ante la evidencia de debilidad muscular proximal en un niño, con "marcha de pato", maniobra de Gower's positiva y gran elevación de niveles séricos de CPK, hemos de pensar en primer lugar en DMD, dado que es la distrofia muscular más frecuente. Es habitual que las cifras de CPK desciendan con la evolución de la enfermedad debido al daño muscular progresivo, aunque sólo se alcanzan valores próximos a la normalidad en estadios muy avanzados de la enfermedad (Figura 1)[6].

2.2. Electromiografía y técnicas de imagen

El electromiograma muestra un patrón miopático y no sirve para discriminar el tipo de miopatía[4]. En cuanto a las técnicas de imagen, como el TAC o la RMN (Figura 2), nos permiten observar qué músculos están afectados y en qué grado de afectación se encuentran[3].

2.3. Biopsia muscular

La biopsia muscular de pacientes con DMD muestra variación en el tamaño de las fibras musculares (algunas con degeneración o necrosis, y otras hipertróficas o con signos de regeneración para intentar compensar), infiltración de macrófagos y linfocitos T CD4+, así como sustitución de tejido muscular por tejido conectivo o adiposo[8]. La alteración más precoz que encontramos en las muestras histológicas, incluso antes de manifestaciones clínicas obvias, es la presencia de prominentes fibras redondeadas teñidas intensamente con eosina. Estas fibras contienen grandes cantidades de calcio, tal y como se demuestra mediante la tinción Rojo de Alizarina S, y su hallazgo anuncia la degeneración y necrosis que ocurrirán en etapas más avanzadas de la enfermedad (Figura 3)[6].

En estadios tempranos de la enfermedad, existe un equilibrio entre el proceso necrótico de las fibras musculares y el regenerativo. Esta regeneración se llevará a cabo a partir de células satélite que rodean al músculo y que se diferencian en mioblastos para generar finalmente pequeñas fibras musculares caracterizadas por un núcleo central. Más tarde, la capacidad regenerativa del músculo, o bien se agota o bien funciona defectuosamente, dando lugar a nuevas fibras musculares que tienen un complejo contracción/extensión alterado. Como resultado, en fases más avanzadas de la enfermedad, comienza a predominar la necrosis muscular frente a la regeneración. A todo ello le sigue la infiltración inflamatoria por linfocitos T y macrófagos, que fagocitan las fibras necróticas, para ser finalmente reemplazadas por tejido conectivo y adiposo que rodean pequeños islotes de tejido muscular no funcional. Así, se originan músculos pseudo-hipertróficos, que a nivel macroscópico muestran una excesiva debilidad para su gran tamaño y masa, tal y como se observa en los voluminosos músculos gastrocnemios en algunos pacientes[6, 7]. Las distintas fases histológicas de la enfermedad se muestran en las Figuras 4-7.

La biopsia muscular también puede ser sometida a técnicas inmunohistoquímicas con el fin de demostrar el déficit de distrofina (Figura 8)[4].

2.4. Diagnóstico genético

Si la sospecha de DMD es alta, es preferible comenzar por el estudio genético, dado que la biopsia muscular es una prueba invasiva[4]. El gen que codifica la distrofina se localiza en el brazo corto del cromosoma X, en la región p21, y puede sufrir diversas mutaciones ocasionando la pérdida total o parcial de la proteína, lo que origina la DMD y otras formas más leves como la DMB[1].

2.5. MicroARNs para el seguimiento de pacientes con DMD

Los microARNs (miRNAs) son pequeñas secuencias de ARN ($\approx$22 nucleótidos) que actúan como reguladores post-transcripcionales fundamentales en procesos como el desarrollo, la diferenciación, la proliferación y la muerte celular. La expresión aberrante de estos miRNAs puede observarse en el cáncer, el infarto de miocardio y las distrofias musculares. En concreto, se ha encontrado una sobreexpresión de miR-1, miR-133a, miR133b, miR-31 y miR-206 en músculos de pacientes con DMD frente a pacientes control. Su importancia radica en que podrían servir como marcadores de seguimiento y respuesta terapéutica en la enfermedad. Los niveles de estos miRNAs son mayores en pacientes con DMD moderada, mientras que, a medida que progresa la enfermedad y aparecen complicaciones como la escoliosis quirúrgica o la disfunción respiratoria, van disminuyendo como respuesta a la pérdida de masa muscular[12].

3. Bases celulares de la DMD

Desde un punto de vista clínico y macroscópico, la DMD afecta a las extremidades, al diafragma y al corazón en forma de miocardiopatía dilatada[13]. La debilidad muscular puede contribuir a la generación de contracturas en las articulaciones vecinas, retraso en el crecimiento y deformidades a nivel de la columna vertebral (ej: cifosis)[2]. Un tercio de los pacientes tienen además un trastorno cognitivo y un menor coeficiente intelectual, debido probablemente a mutaciones en la expresión de la distrofina en el sistema nervioso central. En concreto, dichos trastornos se observan sobre todo en pacientes con mutaciones que afectan a la Dp140 y la Dp71, isoformas que abundan a nivel cerebral y que constituyen componentes estructurales de neuronas, células de la glía y células de Schwann. Los receptores GABA-A (receptores de ácido γ-aminobutírico, tipo A) de las células de Purkinje y las neuronas del hipocampo también se encuentran disminuidos. Estos receptores, a través de la apertura de canales de cloro, inhiben la transmisión del impulso nervioso, por lo que su disminución podría suponer, a su vez, la caída del umbral excitatorio neuronal[14]. A continuación, se detallan las bases celulares que podrían explicar la fisiopatología de la enfermedad y sus correspondientes manifestaciones clínicas.

3.1. Distrofina y complejo DAP (complejo de proteínas asociadas a la distrofina)

Durante la contracción muscular, la maquinaria contráctil del sarcómero debe seguir conectada íntimamente con la membrana y la matriz extracelular. De lo contrario, el movimiento sería transmitido incorrectamente y la membrana de la célula muscular podría ser dañada. En este sentido, la distrofina es una proteína con un componente estructural fundamental, dado que se encarga de la unión del citoesqueleto de la fibra muscular a la matriz extracelular, estabilizando la membrana plasmática y previniendo así el daño muscular en cada contracción. Se añade además su intervención en mecanismos de señalización intracelular. Los microfilamentos de actina (F-actina) se unen al extremo Nterminal de la distrofina, mientras que a su extremo C-terminal se une el complejo DAP y éste, a su vez, se une a la laminina de la matriz extracelular, concretamente de la lámina basal que rodea a cada fibra muscular[15].

El complejo DAP incluye a una serie de proteínas que se unen a la distrofina: los distroglicanos (α y β), los sarcoglicanos (α, β, γ y δ), el biglicano, el sarcospan, la distrobrevina, la syncoilina, la utrofina, el Grb2, la disferlina, las sintrofinas (α, $\beta 1$, $\beta 2$, $\gamma 1$, $\gamma 2$) y la óxido-nítrico sintetasa neuronal (nNOS). La porción sarcoplasmática del complejo DAP incluye la nNOS, las sintrofinas y la distrobrevina, mientras que el resto de proteínas se hallan ancladas al sarcolema[16].

Por otro lado, las proteínas del complejo DAP, junto a otras proteínas adicionales (vinculina, desmina, etc.), constituyen una especie de enrejados con forma de costilla (costámeros) que parten desde la cara citoplasmática del sarcolema hasta las zonas Z del sarcómero. Estos costámeros también anclan el citoesqueleto a la matriz extracelular e integran mecánicamente la acción contráctil de las miofibrillas adyacentes[8].

En cuanto a la óxido-nítrico sintetasa (NOS), hay tres isoformas: la neuronal (nNOS), la endotelial (eNOS) y la inducible (iNOS). La nNOS y la eNOS son isoformas constitutivas, mientras que la iNOS es la única que se expresa en la célula muscular como resultado del proceso inflamatorio que se observa en la fisiopatología de la DMD. La isoforma predominante en la fibra muscular esquelética es la nNOS[17]. Se halla asociada por un lado al complejo DAP (a través de la α-sintrofina) y, por otro lado, a la caveolina-3. A través de una actividad dependiente de Ca^{2+}/calmodulina, la nNOS sintetiza óxido nítrico (NO) a partir de L-arginina. El NO, a su vez, interviene en la regulación del metabolismo de la glucosa, la perfusión vascular muscular durante la contracción y la función mitocondrial. La correcta localización sarcolemal de la nNOS es esencial para su correcto funcionamiento[18].

Como último componente estructural de la membrana plasmática encontramos las caveolas, que no son más que invaginaciones de dicha membrana formadas principalmente por una proteína estructural (la caveolina-3), además de colesterol, esfingolípidos y enzimas implicadas en la señalización intracelular como la Src-quinasa (tirosina quinasa)[19]. En la DMD, la ausencia de expresión de la distrofina y, con ello la pérdida de funcionalidad del complejo DAP y la disrupción de los costámeros, sería la base de la predisposición a la fragilidad de la membrana plasmática en cada contracción muscular[8].

En la DMD, la ausencia de expresión de la distrofina y, con ello la pérdida de funcionalidad del complejo DAP y la disrupción de los costámeros, sería la base de la predisposición a la fragilidad de la membrana plasmática en cada contracción muscular[8].

3.2. Ratones experimentales para el estudio de la distrofia muscular

Para poder estudiar a nivel experimental la DMD y comprender mejor su patogenia, se ha diseñado el ratón mdx. Este modelo de ratón, resultante de una mutación en el exón 23 del gen de la distrofina, es el modelo más ampliamente utilizado para el estudio de la enfermedad, dada su similitud genotípica con el humano y la relativa facilidad para disponer de estos animales en el laboratorio. Sin embargo, su fenotipo es más leve que el de pacientes con DMD, lo que podría explicarse por varias razones: a) las células satélite de los músculos de los ratones podrían tener una mayor habilidad para dividirse y reparar las fibras dañadas; b) el menor tamaño del ratón, frente al ser humano, hace que las fuerzas inducidas sobre sus músculos también sean menores, al igual que el daño muscular generado. De hecho, se cree que humanos con baja estatura se encuentran parcialmente protegidos frente a los daños inducidos por la DMD; y c) en ratones mdx, se han encontrado niveles elevados de utrofina, una proteína similar desde el punto de vista estructual a la distrofina, por lo que se podría producir una compensación del déficit de distrofina a base de utrofina. De hecho, aquellos ratones con déficit simultáneo de ambas proteínas presentan formas de distrofia muscular severa que se asemejan más a la humana[20].

La relación entre procesos de contracción muscular excéntrica y el daño generado en la membrana de los músculos con DMD es una cuestión clave en la patogenia y ha intentado ponerse de manifiesto en numerosos estudios con ratones mdx. La inmovilización mediante la inyección de toxina en las patas traseras de ratones mdx ha demostrado reducir marcadamente los signos de distrofia muscular. Dichos estudios se realizaron en ratones con apenas 3 semanas de edad sugiriendo así que el comienzo del daño muscular podría deberse al incremento de la actividad física del ratón tras el destete. Sin embargo, este efecto protector de la inmovilización podría estar relacionado también con que las fibras inmovilizadas en el ratón son fibras de pequeño calibre que, a su vez, tienden a ser menos afectadas por la DMD (fibras extraoculares, esofágicas estriadas o fibras de los músculos distales de los miembros), mientras que los grupos musculares proximales (de gran calibre) suelen ser los principales afectados y no se han tenido en cuenta en este estudio[8]. En pacientes con DMD, los niveles de CPK séricos se elevan inmediatamente después del nacimiento, antes de que comience la actividad física del niño. Por tanto, el simple déficit de distrofina sería suficiente para producir la enfermedad sin ser imprescindible la intervención de una fuerza mecánica externa[20]. Aun así, una terapia física inadecuada o excesiva podría contribuir a la exacerbación del proceso degenerativo, siendo perjudicial para el paciente[2].

3.3. **Aumento de permeabilidad del sarcolema como mecanismo patogénico de la enfermedad**

El incremento de CPK que ocurre en la DMD sugiere que debe existir un aumento de permeabilidad en la membrana plasmática del músculo que permita que enzimas solubles como ésta pasen desde el interior celular a la sangre. El mecanismo por el cual se produce ese aumento de permeabilidad tras la contracción ha sido objeto de gran controversia[20]. A lo largo de los años se ha defendido la idea de que este aumento de permeabilidad podría deberse al daño producido en forma de poros a nivel del sarcolema, generados por contracciones excéntricas sobre músculos deficientes en distrofina y, por ello, más susceptibles al daño. A nivel experimental, McNeil y Khakee, ya en 1992, demostraron el incremento de permeabilidad del sarcolema tras contracciones excéntricas en músculos normales, mediante estudios en los que observaron cómo sustancias como la albúmina plasmática, para la que la membrana es habitualmente impermeable, podía encontrarse en el interior de la célula muscular. Atribuyeron dicho aumento de permeabilidad a esos pequeños orificios creados en la membrana como consecuencia de dichas contracciones[21].

Con el objetivo de dilucidar si realmente eran los orificios de la membrana los causantes del aumento de permeabilidad de la misma, se realizó un nuevo estudio en el que con la ayuda de un láser se inducían perforaciones a nivel del sarcolema, para después comprobar, a través de marcadores fluorescentes, si dichas perforaciones eran reparadas y el periodo de tiempo necesario para ello. Tanto en músculos normales como en los de ratones mdx, la reparación de los orificios ocurría al minuto. De acuerdo con la hipótesis de las perforaciones defendida por McNeil y Khakee, cabría esperar que, tras una contracción excéntrica, un colorante extracelular entrara rápidamente al interior de la fibra muscular a través de los poros, para quedar atrapado en su interior tras la reparación y mantener niveles constantes en el interior celular. Sin embargo, los resultados experimentales demuestran una dinámica de entrada del colorante muy distinta: inmediatamente tras la contracción, la entrada de colorante es mínima para ir incrementándose progresivamente sin alcanzar niveles constantes en el interior de la fibra muscular. Además, esta dinámica de entrada del colorante coincidía con un incremento en el influjo de calcio hacia el interior celular y un aumento de especies reactivas de oxígeno (ROS) [22], mientras que tanto el bloqueo de canales de calcio activados por estiramiento o la utilización de antioxidantes evitaba en gran medida la entrada del colorante al interior de la célula (Figura 10)[20]. Esta última teoría desmonta la hipótesis de las perforaciones inducidas por esfuerzo, y defiende la implicación del calcio y las ROS en el aumento de permeabilidad del sarcolema[23, 24].

3.4. Posibles fuentes del aumento de ROS y calcio intracelular

Ante la ausencia de distrofina, la nNOS sufre una deslocalización, pasando de su lugar habitual a nivel del sarcolema asociado a la α-sintrofina y la caveolina-3, para localizarse en el sarcoplasma y acumularse allí. Su localización citoplasmática impide que ejerza sus funciones habituales. Así, durante la contracción muscular, el aporte sanguíneo del músculo se encontrará comprometido provocando isquemia. Posteriormente, al comienzo de la relajación muscular, se producirá un fenómeno de reperfusión brusca a base de sangre rica en oxígeno. La secuencia repetida de acontecimientos isquemia/reperfusión provocará la generación de grandes cantidades de ROS potencialmente dañinas para la fibra muscular y que están implicadas en el aumento de permeabilidad del sarcolema[17].

Por otro lado, en la DMD, tiene lugar una sobreexpresión de la caveolina-3. Esta proteína se halla unida por un extremo a la nNOS y, por otro, al dominio WW del βdistroglicano, lugar donde compite con la distrofina. La unión de la distrofina o la caveolina-3 al β-distroglicano se encuentra regulada a través de la fosforilación por parte de la srcquinasa de un residuo de tirosina (Y890) contenido en el dominio WW. La fosforilación de dicho residuo permitirá la unión de la caveolina-3 pero no de la distrofina. Por tanto, en la DMD coexistirán un déficit de distrofina y una sobreexpresión de caveolina-3 [25]. Esta sobreexpresión de la caveolina-3 influirá a su vez sobre la producción de NO por parte de la nNOS, la actividad de canales de calcio activados por estiramiento y la generación de ROS. En primer lugar, se ha podido comprobar que la caveolina-3 se halla unida a la nNOS inhibiendo la actividad de esta última. Por tanto, cabría esperar que una sobreexpresión de caveolina-3 llevara a una disminución en la actividad de la nNOS. Sin embargo, para que se produzca la afectación de la nNOS también es necesario el déficit de distrofina o de αsintrofina, dado que la sobreexpresión por sí sola de la caveolina-3 no altera a la enzima [20]. En segundo lugar, prácticamente todos los tipos de receptores de potenciales transitorios (especialmente los de tipo 1, TRPC1) -canales de calcio activados por estiramientocontienen un dominio capaz de unirse a la src, cuya fosforilación también provocaría la sobreestimulación de dichos canales permitiendo la entrada de calcio al interior de la fibra muscular, y aumentando la permeabilidad del sarcolema [26]. En tercer y último lugar, la NADPH oxidasa, en concreto su forma Nox2, es una enzima productora de ROS cuya principal proteína activadora (rac1) se halla situada a nivel de la caveola y unida a la caveolina-3. Por tanto, la sobreexpresión de caveolina-3 llevará de nuevo a un aumento de ROS [27]. Cabe destacar que la generación de ROS también puede contribuir a la activación de canales TRPC1, dado que las ROS inducen la activación de la src de la caveola [20].

Además de las ROS y la entrada de calcio como mecanismos favorecedores de la permeablidad del sarcolema, también se incluye a una fosfolipasa A2 citosólica dependiente de calcio (cPLA2), que, ante el aumento de calcio intracelular, utilizaría los fosfolípidos de la membrana para generar lysofosfolípidos y ácidos grasos libres potencialmente dañinos [20].

En relación con el papel del calcio y las ROS en la DMD, también se encuentran implicadas las mitocondrias, organelas fundamentales para el metabolismo energético y el correcto funcionamiento de la contracción muscular [28], y que funcionan como un depósito de calcio, suministrando calcio al interior celular o retirándolo del citoplasma cuando sea preciso [29]. En la DMD, la capacidad oxidativa de las mitocondrias se halla alterada como consecuencia del excesivo calcio intracelular, tal y como se ha podido observar en ratones mdx. Se cree que los niveles elevados de calcio activan los poros de permeabilidad transitoria mitocondrial, aumentando la permeabilidad de la mitocondria y alterando su función. Con ello, se reduce la producción de ATP y se produce un incremento de ROS[30, 31].

3.5. Implicación de otros canales en el aumento de calcio intracelular y la permeabilidad del sarcolema

Para que se lleve a cabo la contracción muscular, es necesario que el potencial de acción generado a nivel de la unión neuromuscular se propague por el sarcolema para ingresar al interior de los túbulos T. Allí, activa al receptor de dihidropiridinas (DHPR), un canal de calcio tipo L sensible al voltaje, cuyo sensor se mueve e interactúa con el receptor de rianodina (RyR1) promoviendo su apertura e induciendo una liberación rápida de concentraciones micromolares de calcio desde el retículo sarcoplasmático (SR) al citoplasma. Ello permite la interacción entre la actina y la miosina generando la contracción muscular. Posteriormente, la recaptación de calcio hacia el SR a través de la bomba de calcio ATPasa (SERCA) permitirá la relajación muscular[32]. A pesar de la necesidad de un estricto control de la homeostasis del calcio durante los procesos de contracción-relajación, las pequeñas elevaciones de calcio citoplasmático en el músculo en reposo pueden resultar beneficiosas en la regulación positiva de la termogénesis, el incremento de la biogénesis mitocondrial o el aumento de la resistencia a la fatiga[33, 34]. Sin embargo, en la DMD encontramos elevadas concentraciones intracelulares de calcio que resultan dañinas para el músculo[35]. Este incremento de calcio es debido inicialmente a la activación de canales de calcio activados por estiramiento. Sin embargo, el hecho de que bloqueantes no específicos reduzcan las concentraciones intracelulares de calcio, sugiere que también podrían estar implicados otros canales de forma indirecta, tales como el intercambiador sodio/calcio, y los canales de calcio activados por voltaje tipo L. De hecho, se ha podido observar que en el músculo cardíaco de ratones mdx, los canales de calcio tipo L permanecen activados durante un periodo de tiempo más prolongado de lo normal, a pesar de que la duración del potencial de acción no se ve afectada[13]. Por otro lado, estudios recientes de enero de 2016, revelan una posible relación entre las conexinas y el aumento de calcio en el interior celular. Las conexinas son hemicanales no selectivos permeables al calcio y al sodio. En concreto, se ha podido demostrar en biopsias de pacientes con DMD, la presencia de conexinas 39, 43 y 45. Ello se relaciona con un aumento en la activación de NF-κB (factor nuclear kappa beta), de iNOS y de apoptosis celular. Además de incrementar el calcio intracelular, estos hemicanales podrían incrementar también el influjo de sodio al interior de la célula lo que, a su vez, interfiere sobre la extracción de calcio hacia el exterior que habitualmente lleva a cabo el intercambiador sodio/calcio. El diseño de ratones mdx deficientes en conexinas 43 y 45 ha logrado reducir la activación inflamatoria y el estrés oxidativo característicos de la DMD[36].

En relación a los receptores RyR1, se ha demostrado que su oxidación o nitrosilación excesiva puede conducir a su sobreactivación y, con ello, producir "fugas" de calcio desde el RS al sarcoplasma. Dicha oxidación proviene de alteraciones en la nNOS, la caveolina-3, la NADPH oxidasa y los TRPC1, tal y como se ha comentado anteriormente[20]. Los receptores de IP3 (inositol 1,4,5-trifosfato), situados en la membrana del retículo sarcoplasmático, al igual que la SERCA o los receptores de rianodina, también han sido objeto de estudio. Estos receptores son activados por IP3, un producto de la fosfolipasa C (PLC), y se ha visto que inhibidores de la PLC conllevan una reducción del calcio intracelular en el músculo cardíaco de ratones mdx[37].

Por último, los niveles de expresión de la bomba ATPasa de calcio del retículo sarcoplasmático (SERCA1) parecen estar disminuidos en ratones mdx. Por tanto, la sobreexpresión de SERCA1 podría proteger frente a la degeneración muscular (Figura 12)[35].

Mázala et al., en un estudio realizado en 2015, incluyeron tres grupos de ratones: ratones mdx, "wild type" (sin modificación genética), y mdx/Utr (con déficit simultáneo de utrofina y distrofina, cuyo fenotipo se asemeja más al de los humanos con DMD). Cada grupo de ratones se cruzó con una variedad que sobreexpresaba SERCA1, y se comparó con un grupo control38. Los resultados del estudio se recogen en las figuras 13 y 14.

Como podemos observar, se han llevado a cabo numerosas investigaciones sobre el papel del calcio en la DMD, encontrando múltiples mecanismos implicados. Es posible que existan aún vías desconocidas que puedan unirse a las ya detalladas en esta revisión[13].

3.6. Efectos fisiopatológicos desencadenados en el interior de la fibra muscular

El aumento de ROS y de calcio intracelular genera un daño continuo en la fibra muscular. En concreto, el incremento de calcio conlleva la activación de unas proteasas dependientes de calcio denominadas calpaínas que, en condiciones normales, se encuentran reguladas por un inhibidor denominado calpastatina. La inhibición de las calpaínas podría ser una alternativa terapéutica en la DMD[39]. Aun así, distintos estudios experimentales relacionados con esta cuestión han encontrado resultados contradictorios[20].

El incremento de la actividad proteasa lleva por un lado a la exacerbación del aumento de permeabilidad del sarcolema y al incremento de Ca^{2+} intracelular y, por otro, a la disrupción de miofibrillas y otras estructuras celulares[20]. Este proceso necrótico activará una respuesta inflamatoria en la que están involucrados los macrófagos, los linfocitos T y los eosinófilos. La depleción de macrófagos, linfocitos T CD4+ y CD8+ o cualquiera de sus perforinas reduce los fenómenos histopatológicos en ratones mdx[40]. Además, la depleción mediada por anticuerpos de linfocitos T también contribuye a la reducción de otras células inflamatorias, tales como los eosinófilos, los cuales promueven la lisis de la membrana celular y la necrosis. Por otro lado, la regulación selectiva de quimiocinas también podría ser clave en la limitación de la respuesta inflamatoria de la enfermedad[41].

Aunque los mecanismos concretos por los que las células inflamatorias promueven la patología distrófica permanecen desconocidos, estudios recientes apoyan la teoría de que la activación de NF-κB, el estrés oxidativo y citocinas proinflamatorias (TNF-α, IL-1β y TFG-β, entre otras) podrían estar mediando en este proceso. Kummer et al., en un estudio realizado en 2003, encuentran en las fibras musculares necróticas de ratones mdx, un aumento de la actividad del NF-κB y otras citocinas inflamatorias como TNF-α e IL-1β, coexistentes con niveles disminuidos del factor inhibitorio Iκ-Bα[42].

La excesiva respuesta inflamatoria crónica que tiene lugar en la DMD conduce a la exacerbación del daño muscular, la alteración de la regeneración y la promoción de la fibrosis[20]. La fibrosis tiene un efecto negativo doble en la enfermedad, dado que no sólo altera la función muscular sino que además reduce la cantidad de músculo diana disponible para los tratamientos[43]. Uno de los factores profibrogénicos más importantes en la DMD es el factor de crecimiento transformante beta (TGF-β), que se localiza habitualmente en estado latente en la matriz extracelular. La conversión a su forma activa dependerá del daño muscular generado y de la actividad de células inflamatorias entre las que destacan los macrófagos M2. Este tipo de macrófagos, distintos a los macrófagos clásicamente activados en la respuesta inflamatoria (M1), intervienen también en procesos como el asma o la fibrosis pulmonar[44]. La activación de macrófagos M2 vendrá dada por citocinas como la IL13, producida por linfocitos Th2[43]. Otra posible fuente de activación de estos macrófagos podría ser el fibrinógeno, dado que se ha demostrado que su bloqueo produce la disminución de TGF-β y, con ello, la fibrosis[20].

Tras la activación de TGF-β, éste ya puede unirse al complejo de receptores TGFβ1/2, lo que inducirá la fosforilación de los factores de transcripción Smad2 y 3, y su posterior unión a Smad4 para ser translocados al núcleo del fibroblasto y activar la transcripción de genes profibróticos[45].

Además del TGF- β, también son actores importantes del proceso fibrótico en la DMD otros factores como el factor de crecimiento de tejido conectivo (CTGF) y el sistema renina-angiotensina. La angiotensina 2 (Ang2), a través de su unión a los receptores de Ang2 tipo 1/2 (AT 1/2), contribuye a la fibrosis generada en el músculo, mientras que la angiotensina 1-7 (Ang1-7), un péptido derivado de la Ang2, inhibe la vía TGFβ-Smad. Por tanto, ambos tipos de angiotensina tienen efectos contradictorios[43].

3.7. Alteración de la regeneración muscular

Una característica fundamental del tejido muscular esquelético sano es su capacidad para regenerarse ante cualquier daño[20]. Ello es posible gracias a unas células madre denominadas células satélite, localizadas en la periferia de las fibras musculares e incluidas en la lámina basal. Estas células permanecen quiescentes hasta que se induce un daño en la fibra muscular, momento en el que se activan y dividen, diferenciándose finalmente a mioblastos. Al tratarse de células madre, su división es asimétrica, y al dividirse generan elementos diferenciados (los mioblastos) a la vez que mantienen el pool de células madre[46]. Los mioblastos, por su parte, continúan dividiéndose para posteriomente fusionarse y dar lugar a la formación de miotubos, caracterizados por la expresión de distintas proteínas musculares. Finalmente, esos miotubos se acabarán fusionando con los de las fibras dañadas preexistentes. El hecho de que varios miotubos se unan, explica la posición central del núcleo que se observa de forma característica en las fibras musculares regeneradas. Con el tiempo, estos núcleos se acabarán situando en una posición periférica constituyendo la típica fibra muscular esquelética adulta[47].

En biopsias musculares de pacientes con DMD, se ha observado la aparición de fibras musculares regeneradas en estadios muy precoces, pero a medida que la enfermedad progresa, los fenómenos regenerativos comienzan a ser menos frecuentes. Han sido muchos los estudios realizados con el objetivo de aclarar cuál es el mecanismo por el cuál la capacidad regenerativa del músculo se agota en la DMD. Blau et al., al comparar las biopsias musculares de pacientes con DMD y pacientes control, encontraron una disminución del número de mioblastos en pacientes con DMD, a pesar de que la cuantificación de células satélite era mayor. Estas células satélite incrementadas podrían encontrarse en un estado senescente que les impidiera su proliferación. Más tarde, Webster y Blau ampliaron el estudio anterior registrando el número de duplicaciones que eran capaces de efectuar los mioblastos en pacientes con DMD y en pacientes control. En biopsias musculares normales de pacientes con 5 años de edad, los mioblastos eran capaces de efectuar 56 duplicaciones, y dicha capacidad descendía a 44 y 22 duplicaciones a los 32 y a los 48 años respectivamente. En contraste, en pacientes con DMD, a la edad de 2-3 años, el número de duplicaciones era 20-40, para situarse en 14-16 a los 10 años. Ello sugiere que la capacidad duplicativa decrece en proporción al número de duplicaciones previas a las que la célula ha sido sometida previamente[20].

En relación a esta cuestión, se ha estudiado el papel de los telómeros en la regeneración muscular, dado que cada división celular produce su acortamiento y ello podría explicar el fracaso regenerativo que ocurre en estadios avanzados de la DMD. En efecto, la longitud de los telómeros en las células distróficas es menor en comparación con las normales, asociando además un ritmo de acortamiento más acelerado. Por tanto, aquellos músculos distróficos que han sufrido mayores ciclos de daño/regeneración tienen un menor rango de oportunidad regenerativa[48]. El hecho de que los ratones mdx tengan un fenotipo más leve que pacientes con DMD podría atribuirse a la mayor longitud de sus telómeros. Sacco et al. diseñaron un modelo de ratón con déficit simultáneo de distrofina y telomerasa (la enzima que prolonga los telómeros), encontrando un fenotipo caracterizado por el empeoramiento de los niveles de CPK, la fatiga muscular, los hallazgos histopatológicos y la escoliosis, entre otros, y encontrando cierta similitud con el fenotipo humano de la enfermedad[49] .

4. Tratamiento de la DMD

El tratamiento de la DMD ha de ser precoz y multidisciplinar, incluyendo la administración de algún fármaco, como los corticoides, y el adecuado manejo respiratorio, cardíaco, nutricional y ortopédico[4]. Los corticoides han demostrado retrasar la pérdida de deambulación de los pacientes, reducir la necesidad de intervención quirúrgica vertebral y mejorar la función cardiopulmonar, así como la calidad de vida. Su mecanismo de acción parece estar relacionado con la modulación de la apoptosis, la inflamación, la concentración de calcio y la miogénesis[50, 51]. El tratamiento se inicia a los 4-6 años, y se ajusta en función de la progresión clínica y del peso. Se debe monitorizar el peso, la talla, la glucemia y la tensión arterial, así como administrar suplementos de calcio y vitamina D, tratar de forma enérgica las infecciones y hacer una revisión oftalmológica anual para descartar cataratas[4].

Tras décadas en las que los corticoides han sido considerados la única posibilidad terapéutica en la DMD, la situación está cambiando gracias a la aparición de una amplia variedad de tratamientos, algunos de los cuales han obtenido resultados prometedores[20].

4.1. Terapias no genéticas

En esta sección se incluyen aquellas terapias dirigidas contra las vías patogénicas clave alteradas en la DMD.

4.1.1. Fármacos relacionados con ROS, Ca^{2+} y NO

Como se ha comentado anteriormente, los antioxidantes han mostrado gran eficacia en ratones mdx. De todos ellos, destaca NAC (N-acetil cisteína), a través de la eliminación directa de ROS, la reducción de enlaces disulfuro de las proteínas y el incremento en la síntesis intracelular de GSH (glutatión, antioxidante)[52]. Otro compuesto con propiedades antioxidantes es el galato de epigalocatequina (EGCg), principal componente antioxidante del té verde, que ha demostrado disminuir el daño muscular en ratones mdx[53].

Respecto a fármacos que disminuyan las concentraciones intracelulares de Ca^{2+}, además de los ya comentados inhibidores de las conexinas 43 y 45 o la sobreexpresión de SERCA1, destacan los estabilizadores de los receptores RyR1, que bajo el nombre Rycals, reducen la liberación de calcio del SR y mejoran la función muscular en ratones mdx[20].

Por último, la vía NO-GMPc es otra posible diana terapéutica en la DMD. Sildenafilo y tadalafilo son dos inhibidores de la fosfodiestarasa tipo 5 y, por tanto, impiden la degradación del GMPc, relajando el músculo liso de los vasos sanguíneos y permitiendo la entrada de sangre al músculo. A través de este mecanismo de acción, estos fármacos han demostrado tener eficacia en ratones mdx. Sildenafilo mejora la función diafragmática y reduce la inflamación y la fibrosis, mientras que tadalafilo reduce el daño muscular después de la estimulación muscular durante la isquemia[54, 55].

En relación a la vía del NO, también se ha realizado un estudio en fase I para valorar la seguridad de la combinación de dinitrato de isosorbida (un dador de óxido nítrico) e ibuprofeno. Entre los resultados del estudio se encuentran la ausencia de interacciones farmacocinéticas entre ambos fármacos y de efectos adversos. Están pendientes estudios en fase II para demostrar la eficacia de esta combinación como tratamiento en la DMD[56].

4.1.2. Fármacos que disminuyen la inflamación y la fibrosis

La inflamación y la fibrosis son dos principales procesos fisiopatológicos en la DMD. De ahí la importancia de diseñar nuevas terapias dirigidas frente a estos procesos[20].

La intervención de células inflamatorias, como los macrófagos, es necesaria para producir una regeneración muscular efectiva tras el daño muscular. Sin embargo, una respuesta inflamatoria crónica y excesiva, como sucede en la DMD, resulta perjudicial. El objetivo de los fármacos anti-inflamatorios en la DMD, es conseguir mantener los efectos beneficiosos de la inflamación sin que ésta sea excesiva[20]. Dentro de este grupo de fármacos nos encontramos con inhibidores del TNF-α (factor de necrosis tumoral alfa), tales como Etanercept o Remicade, utilizados en la artritis reumatoide[57]. Por otro lado, el uso de bloqueantes del NF-κB, así como la estabilización del factor inhibitorio IκBα podrían constituir una posible alternativa terapéutica a los corticoides. Como ejemplo, se encuentra la administración de un pequeño péptido que contiene el dominio NEMO (principal modulador del NF-κB) y conocido como NBD (NEMO binding domain). Sin embargo, el pico de activación del NF-κB tiene lugar de forma muy precoz en pacientes con DMD (en torno a los 2 años) y va disminuyendo progresivamente con la edad, lo que sugiere la necesidad de instaurar esta terapia de manera muy precoz para conseguir el máximo beneficio[58].

La fibrosis es la principal causa de debilidad muscular progresiva en pacientes con DMD, constituyendo el TGF-β el principal activador del proceso fibrótico. Han sido varios los intentos por encontrar un potente inhibidor de este factor. Entre ellos, se encuentran los inhibidores de la osteopontina y la halofuginona (HT-100), un alcaloide natural que impide la fosforilación de Smad3[20]. Otras posibles alternativas contra la fibrosis son la reducción transgénica de CTGF o el diseño de anticuerpos monoclonales frente a este factor (FG3019), y la inhibición de la Ang2 mediante Losartán o el tratamiento con Ang1-7[43].

4.1.3. Terapias de reemplazamiento proteico

Esta opción terapéutica consiste en la administración exógena de proteínas asociadas a la distrofina. Entre ellas se encuentra el biglicano, implicado en la transcripción y regulación estructural de múltiples componentes del complejo DAP, tales como la nNOS y la utrofina. La administración sistémica de biglicano recombinante humano en ratones mdx ha conseguido una mejora en la función muscular. Otra proteína, mitsugumina-53 (MG53), que actúa reparando la membrana plasmática a través del reclutamiento de vesículas intracelulares, también ha demostrado reducir la permeabilidad del sarcolema en ratones mdx[20].

4.1.4. Inhibidores de la miostatina

La miostatina es una proteína que actúa como regulador negativo del crecimiento muscular. Por tanto, su inhibición podría suponer una ganancia de masa muscular en la DMD. La utilización de anticuerpos de miostatina en ratones mdx ha mejorado su patología distrófica, aunque ensayos clínicos con humanos demuestran un nula mejoría en la fuerza muscular y la aparición de efectos adversos. A pesar de estos resultados discordantes, se han seguido realizando estudios con otros bloqueantes de la miostatina, entre los que destaca folistatina, cuya sobreexpresión transgénica en ratones cuadruplica la masa muscular frente a ratones control. Ensayos en fase 1/2a en pacientes con BMD, revelan la ausencia de efectos adversos, la mejoría en el test de la marcha de los 6 minutos y los beneficios a nivel histológico hallados en las biopsias musculares[18, 59].

4.2. Terapias genéticas

4.2.1. Reemplazamiento genético con vectores virales

El gen de la distrofina posee una elevada longitud (13 kB), lo que dificulta su completa restauración. El hecho de que la pérdida parcial de distrofina que caracteriza a la BMD se acompañe de un fenotipo más leve, ha llevado al diseño de mini genes de distrofina que, a pesar de que carecen de muchas de las repeticiones de espectrina que caracterizan a la proteína, permiten que mantenga cierta funcionalidad[20]. La inyección directa de estos mini genes en el músculo afectado sólo conseguiría llegar a las células cercanas al lugar de punción, siendo necesarias varias inyecciones[15]. Para evitar esto, los mini genes serían empaquetados en el interior de plásmidos o vectores virales (lenti y adenovirus) [20]. A pesar de que los resultados han sido satisfactorios en ratones mdx (incremento de expresión transgénica en el 65% de fibras y de la resistencia muscular a la contracción), a nivel clínico-experimental los resultados son algo distintos. En un experimento clínico, se incluyeron 6 pacientes con DMD a los que se les administró un mini gen de distrofina contenido en un adenovirus serotipo 2. La inyección se efectuó en el bíceps y, tras 42 días de la administración, se tomó una biopsia de ese músculo para compararla con el mismo músculo contralateral no intervenido. Sólo en algunos pacientes se detectó una leve y transitoria expresión de distrofina, mientras que todos desarrollaron una gran respuesta inmunitaria frente al vector viral. La posibilidad de una respuesta inmunitaria que amenace la vida ha imposibilitado por el momento la administración sistémica de lenti y adenovirus como tratamiento en la DMD[60].

4.2.2. Supresión de codones stop

El 15% de los pacientes con DMD presenta una mutación sin sentido caracterizada por la aparición de un codón stop y la producción de una proteína truncada con función alterada[20]. Inicialmente, se pensó que estos pacientes podrían beneficiarse de antibióticos como la gentamicina, que es capaz de continuar la lectura del ARNm ignorando los codones de terminación prematura. Sin embargo, para conseguir dicho efecto, eran necesarias altas dosis y un mantenimiento crónico, lo que implicaba a su vez el riesgo de fallo renal y ototoxicidad irreversible[61]. Para evitar esto, surge *ataluren* (PCT124), un fármaco que consigue el mismo efecto, y además se administra vía oral y ha sido bien tolerado por voluntarios sanos y pacientes con DMD. Su respuesta tiene forma de campana, siendo la dosis baja, la más óptima. La Agencia Española del

Medicamento (EMA) otorgó a *ataluren* en agosto de 2014 la licencia para convertirse en un fármaco autorizado para la DMD[18, 62].

4.2.3. Salto del exón mutado ("exon skipping")

La mayoría de los pacientes con DMD presentan una mutación tipo deleción, por lo que, si el exon con la mutación es obviado durante la lectura del ARNm, podría obtenerse una distrofina acortada, pero con cierta funcionalidad, como en la BMD. Así actúan fármacos como eteplirsen, un oligonucleótido antisentido que evita la expresión del exón 51 y que ha demostrado una ligera mejoría en los resultados obtenidos en el test de la marcha de los 6 minutos. Sin embargo, a pesar de que se trata de la terapia genética más prometedora en la DMD, aún son necesarios más estudios que apoyen su eficacia[63].

4.2.4. Sobreexpresión de utrofina

La sobreexpresión de utrofina en ratones mdx ha supuesto beneficios significativos a nivel muscular. El primer fármaco ideado para este fin ha sido SMT C1100, que ha demostrado además ser un fármaco seguro y bien tolerado. Actualmente, se están empezando a realizar estudios para probar su eficacia en pacientes con DMD[20].

4.3. Trasplante con mioblastos

La inyección de mioblastos ha logrado resultados satisfactorios en ratones mdx, pero no en pacientes con DMD, por varias razones: a) la inyección intramuscular de mioblastos desencadena una gran respuesta inmunitaria frente al injerto, lo que lleva a la muerte en las primeras 72 horas de la mayoría de células inyectadas; b) la DMD acaba afectando a una amplia variedad de músculos, por lo que habría que obtener gran cantidad de células del donante y colocarlas en todos y cada uno de ellos; y c) los mioblastos no pueden atravesar las paredes de los vasos sanguíneos para llegar a los músculos, por lo que su administración sistémica tampoco es efectiva. Todo ello imposibilita el tratamiento de la DMD a través del trasplante con mioblastos[51].

4.4. Trasplante con mesoangioblastos

Los mesoangioblastos (MAB), células madre mesenquimales, sí pueden atravesar las paredes de los vasos sanguíneos y distribuirse hacia todos los músculos del cuerpo a partir de una única administración. Para ello, necesitan la activación del endotelio vascular, hecho que tiene lugar en el proceso inflamatorio característico de la DMD. La inyección intra-arterial de MAB ha demostrado resultados satisfactorios en animales con DMD. Recientemente, en Italia, se ha llevado a cabo un ensayo clínico de fase temprana I/II, cuyo objetivo es determinar si los MAB de donantes sanos son seguros como tratamiento para la DMD. Se incluyeron 5 pacientes a los que se administraron 4 infusiones de MAB procedentes de donantes HLA-compatibles, tras la inmunosupresión con tacrolimus. Sólo un paciente desarrolló un infarto talámico tras la última infusión. La causa más frecuente de eventos isquémicos cerebrales en pacientes con DMD es la fibrilación auricular en el contexto de afectación cardíaca. El estrés durante el procedimiento y la anestesia pudieron desencadenar la arritmia en este paciente. Además de confirmar la seguridad de administrar MAB en humanos, el estudio también introduce como novedad la vía de administración intra-arterial, pues hasta ahora su administración vía venosa sólo conseguía su atrapamiento en el pulmón como primer filtro capilar e impedía su llegada al tejido diana. A pesar de que el ensayo clínico no pretendía estudiar la eficacia de los MAB, se observaron indicadores de mínima eficacia en los pacientes más jóvenes, lo que sugiere que la disminución de la capacidad regenerativa y la fibrosis que ocurren en las etapas más avanzadas de la enfermedad, podrían limitar la eficacia de esta terapia. Además, se desconoce si los regímenes de inmunosupresión previos al trasplante influyen sobre la extravasación de los MAB hacia el tejido diana. Por tanto, se necesitan más estudios para hablar del trasplante de MAB como una terapia eficaz en la DMD[64].

4.5. Angiogénesis

Estudios realizados con ratones mdx demuestran una disminución de la densidad vascular muscular y del factor de crecimiento endotelial vascular (VEGF), lo que parece ser el resultado de la progresión de la enfermedad a lo largo de los años. Ello ha incrementado el interés por el diseño de terapias que aumenten la densidad vascular a nivel muscular[65].

El VEGF, factor esencial en la formación de vasos sanguíneos, posee dos tipos de receptores: VEGFR-1 (Flt-1), que tiene un efecto proangiogénico, y VEGFR-2 (Flk-1), que puede actuar de forma negativa en la angiogénesis. De esta manera, la transferencia génica, a ratones mdx, de VEGF contenidos en virus adeno-asociados ha demostrado un incremento en el número de capilares sanguíneos, en la fuerza muscular y en la capacidad regenerativa, así como una disminución de áreas necróticas[65]. Otra alternativa es la modulación de los receptores del VEGF. Para ello, se ha producido el entrecruzamiento de ratones mdx y ratones heterocigóticos para el déficit de Flt-1, el receptor antagonista de la angiogénesis. Los ratones obtenidos de dicho entrecruzamiento mostraron un incremento de densidad vascular en sus músculos y de células satélite, así como una disminución de la severidad de su fenotipo[65].

Todos estos datos apoyan la idea de que la angiogénesis podría constituir una estrategia terapéutica en la DMD, aunque se necesitan más estudios para poder aplicar estos fármacos en humanos[65].

CONCLUSIONES

Del presente trabajo podemos extraer las siguientes conclusiones:

1. La ausencia de distrofina que tiene lugar en pacientes con DMD produce múltiples alteraciones sobre las propiedades del sarcolema, las vías de señalización intracelular y otros muchos aspectos relacionados con una función muscular adecuada.

2. A lo largo de los años, ha sido ampliamente aceptado que las primeras consecuencias del déficit de distrofina sobre la fibra muscular son debidas al daño generado por contracciones excéntricas en músculos susceptibles. Sin embargo, aunque esta secuencia de eventos puede influir sobre la progresión de la enfermedad, cada vez son más los investigadores que apoyan la idea de que el déficit de distrofina, por sí mismo, y la consiguiente alteración en la regulación del Ca^{2+}, las ROS y el NO, constituyen los principales causantes de los efectos fisiopatológicos que tienen lugar en la DMD.

3. Además de la sospecha clínica, la determinación analítica de CPK, la biopsia muscular y el test genético como constituyentes fundamentales en el diagnóstico de la enfermedad, surgen los microARNs como nuevos marcadores útiles para el seguimiento y monitorización de la respuesta terapéutica de la DMD.

4. El desarrollo de la terapia genética, el mayor conocimiento de las implicaciones bioquímicas y moleculares de la distrofina y el interés por terapias con células madre, ha llevado al diseño de nuevas estrategias terapéuticas para la DMD, algunas de las cuales han conseguido obtener resultados satisfactorios en estudios con ratones mdx,

mientras otras se encuentran en fase de experimentación clínica. Tras muchas décadas en las que los corticoides han sido los únicos fármacos capaces de enlentecer la progresión de la enfermedad, el optimismo crece entre investigadores y pacientes con terapias como el "exon skipping", el trasplante de mesoangioblastos o ataluren, autorizado ya como fármaco dirigido a pacientes con DMD portadores de una mutación sin sentido. Probablemente se requieran más estudios para aumentar la efectividad de algunas de estas estrategias terapéuticas en la DMD, así como el gran esfuerzo de las empresas farmacéuticas para evitar que su elevado coste económico impida su uso por parte de aquellos pacientes que más lo necesitan.

REFERENCIAS BIBLIOGRÁFICAS

1. Durbeej M, Campbell KP. Muscular dystrophies involving the dystrophin-glycoprotein complex : an overview of current mouse models. Curr Opin Genet Dev. 2002;12(3):349-361.

2. Chaustre DM, Chona WS. Distrofia muscular de Duchenne. Perspectivas desde la rehabilitación. Rev Fac Med. 2011;19(1):45-55.

3. Erazo-Torricelli R. Actualización en distrofias musculares. Rev Neurol. 2004;39(9):860-871.

4. Rezende JA, Ávila BCC de, Alves LB, Silveira FSA. Distrofia muscular de Duchenne. An Simpac. 2015;2(1):47-54.

5. Dobrescu MA, Petrescu IO, Tache DE, Farcas S, Puiu M, Stanoiu B, et al. Diagnosis management strategy of Duchenne muscular dystrophy. SRCP. 2015;18(69):9-14.

6. Emery AE, Muntoni F, Quinlivan, RC. Duchenne muscular dystrophy. 4ª ed. EEUU: Oxford University Press; 2015.

7. Vohra RS, Lott D, Mathur S, Senesac C, Deol J, Germain S, et al. Magnetic resonance assessment of hypertrophic and pseudo-hypertrophic changes in lower leg muscles of boys with duchenne muscular dystrophy and their relationship to functional measurements. PLoS One. 2015;10(6):1-17.

8. Deconinck N, Dan B. Pathophysiology of Duchenne muscular dystrophy: current hypotheses. Pediatr Neurol. 2007;36(1):1-7.

9. Universidad Estatal de Campinas [sede Web]. Brasil: Departamento de Anatomía Patológica, Facultad de Ciencias Médicas; 2016 [actualizado 20 de febrero de 2016; acceso 30 de marzo de 2016]. Distrofia muscular de Duchenne (texto de apoyo); [aproximadamente 4 pantallas]. Disponible en: http://anatpat.unicamp.br/taduchenne.html

10. Waddell LB, Evesson FJ, North KN, Cooper ST, Clarke TN. Diagnosis of the muscular dystrophies. In: Hedge M, Ankala A, editores. Muscular Dystrophy. InTech; 2012. p. 261-288.

11. Neuromuscular Disease Center [sede Web]. EEUU: Universidad de Washington; 2014 [acceso 23 de marzo de 2016]. Dystrophinopathies: Duchenne. [aproximadamente 4 pantallas]. Disponible en: http://neuromuscular.wustl.edu/pathol/dmdpath.htm

12. Zaharieva IT, Calissano M, Scoto M, Preston M, Cirak S, Feng L, et al. Dystromirs as serum biomarkers for monitoring the disease severity in Duchenne muscular dystrophy. PLoS One. 2013;8(11): e80263.

13. Van Westering T, Betts C, Wood M. Current understanding of molecular pathology and treatment of cardiomyopathy in Duchenne muscular dystrophy. Molecules. 2015;20(5):8823-8855.

14. Hendriksen RGF, Hoogland G, Schipper S, Hendriksen JGM, Vles JSH, Aalbers MW. A possible role of dystrophin in neuronal excitability: a review of the current literature. Neurosci Biobehav Rev. Elsevier Ltd; 2015;51:255-262.

15. Nowak KJ, Davies KE. Duchenne muscular dystrophy and dystrophin: pathogenesis and opportunities for treatment. EMBO Rep. 2004;5(9):872-876.

16. Kierszenbaum, AL, Tres L. Histology and cell biology: an introduction to pathology. 4ª Ed. Canada: Elsevier; 2015.

17. Kim JH, Kwak HB, Thompson LV, Lawler JM. Contribution of oxidative stress to pathology in diaphragm and limb muscles with Duchenne muscular dystrophy. J Muscle Res Cell Motil. 2013;34(1):1-13.

18. Guiraud S, Aartsma-Rus A, Vieira NM, Davies KE, van Ommen G-JB, Kunkel LM. The pathogenesis and therapy of muscular dystrophies. Annu Rev Genomics Hum Genet. 2015;(May):1–28.

19. Gervasio OL, Phillips WD, Cole L, Allen DG. Caveolae respond to cell stretch and contribute to stretch-induced signaling. J Cell Sci. 2011;124(21):3581-3590.

20. Allen D, Whitehead NP, Allen DG, Whitehead NP, Froehner SC. Absence of dystrophin disrupts skeletal muscle signaling: roles of Ca^{2+}, reactive oxygen species, and nitric oxide in the development of muscular dystrophy. Physiol Rev. 2015;96(December):253-305.

21. Allen DG, Whitehead NP. Duchenne muscular dystrophy-what causes the increased membrane permeability in skeletal muscle? Int J Biochem Cell Biol. 2011;43(3):290- 294.

22. Reddy A, Caler EV, Andrews NW. Plasma membrane repair is mediated by Ca^{2+} - regulated exocytosis of lysosomes. Cell. 2001;106(2): 157-169.

23. Whitehead NP, Pham C, Gervasio OL, Allen DG. N-acetylcysteine ameliorates skeletal muscle pathophysiology in mdx mice. J Physiol. 2008;586(7): 2003-2014.

24. Whitehead NP, Streamer M, Lusambili LI, Sachs F, Allen DG. Streptomycin reduces stretch induced membrane permeability in muscles from mdx mice. Neuromuscular Disorders. 2006;16(12): 845-854.

25. Sotgia F, Lee JK, Das K, Bedford M, Petrucci TC, Macioce P, et al. Caveolin-3 directly interacts with the C-terminal tail of beta dystroglycan. Identification of a central WW-like domain within caveolin family members. J Biol Chem. 2000;275(48): 38048-38058.

26. Gervasio OL, Whitehead NP, Yeung EW, Phillips WD, Allen DG. TRPC1 binds to caveolin-3 and is regulated by Src kinase: role in Duchenne muscular dystrophy. J Cell Sci. 2008;121: 2246-2255.

27. Kawamura S, Miyamoto S, Brown JH. Initiation and transduction of stretch-induced RhoA and Rac1 activation through caveolae: cytoskeletal regulation of ERK translocation. J Biol Chem 2003;278(33): 31111-31117.

28. Alberts B, Johnson A, Lewis J, Raff M, Roberts K, Walter P. Molecular Biology of the Cell. 5ª ed. Nueva York, EEUU: Garland Science; 2007.

29. Alonso MT, Villalobos C, Chamero P, Alvarez J, García-Sancho J. Calcium microdomains in mitochondria and nucleus. Cell Calcium. 2006;40(5-6): 513-525.

30. Percival JM, Siegel MP, Knowels G, Marcinek DJ. Defects in mitochondrial localization and ATP synthesis in the mdx mouse model of duchenne muscular dystrophy are not alleviated by PDE5 inhibition. Hum. Mol. Genet. 2013;22(1): 153-167.

31. Bernardi P, di Lisa F. The mitochondrial permeability transition pore: molecular nature and role as a target in cardioprotection. J. Mol. Cell. Cardiol. 2015;78: 100-106.

32. Lanner JT, Georgiou DK, Joshi AD, Hamilton SL. Ryanodine receptors: structure, expression, molecular details, and function in calcium release. Cold Spring Harb Perspect Biol. 2010;2(11): a003996.

33. Bal NC, Maurya SK, Sopariwala DH, Sahoo SK, Gupta SC, Shaikh SA, et al. Sarcolipin is a newly identified regulator of muscle-based thermogenesis in mammals. Nat Med. 2012;18(10): 1575-1579.

34. Bruton JD, Aydin J, Yamada T, Shabalina IG, Ivarsson N, Zhang SJ, et al. Increased fatigue resistance linked to Ca^{2+} -stimulated mitochondrial biogenesis in muscle fibres of cold-acclimated mice. J Physiol. 2010;588: 4275-4288.

35. Cheng AJ, Andersson DC, Lanner JT. Can't live with or without it: Calcium and its role in Duchenne muscular dystrophy-induced muscle weakness. Am J Physiol-Cell Physiol. 2015; 308(9):C699-698.

36. Cea LA, Puebla C, Cisterna BA, Escamilla R, Vargas AA, Frank M, et al. Fast skeletal myofibers of mdx mouse, model of Duchenne muscular dystrophy, express connexin hemichannels that lead to apoptosis. Cell Mol Life Sci. 2016; 1-17.

37. Mijares A, Altamirano F, Kolster J, Adams JA, López JR. Biochemical and biophysical research communications age-dependent changes in diastolic Ca^{2+} and Na+ concentrations in dystrophic cardiomyopathy: role of Ca^{2+} entry and IP3. Biochem. Biophys. Res. Commun. 2014;452(4): 1054-1059.

38. Mazala DA, Pratt SJ, Chen D, Molkentin JD, Lovering RM, Chin ER. SERCA1 overexpression minimizes skeletal muscle damage in dystrophic mouse models. Am J Physiol Cell Physiol. 2015;308(9): C699-709.

39. Spencer MJ, Mellgren RL. Overexpression of a calpastatin transgene in mdx muscle reduces dystrophic pathology. Hum Mol Genet. 2002;11(21): 2645-2655.

40. Spencer MJ, Tidball JG. Do immune cells promote the pathology of dystrophindeficient myopathies? Neuromuscul Disord. 2001;11(6–7):556-564.

41. Wehling-Henricks M, Sokolow S, Lee JJ, Myung KH, Villalta SA, Tidball JG. Major basic protein-1 promotes fibrosis of dystrophic muscle and attenuates the cellular immune response in muscular dystrophy. Hum Mol Genet. 2008;17(15):2280-2292.

42. Kumar A, Boriek AM. Mechanical stress activates the nuclear factor-kappaB pathway in skeletal muscle fibers: a possible role in Duchenne muscular dystrophy. FASEB J. 2003;17(3):386-396.

43. Kharraz Y, Guerra J, Pessina P, Serrano AL, Muñoz-Cánoves P. Understanding the process of fibrosis in duchenne muscular dystrophy. Biomed Res Int. 2014; 2014:965631. 33

44. Gordon S, Martínez FO. Alternative activation of macrophages: mechanism and functions. Nature Reviews Immunology. 2010; 32(5):593-604.

45. Leask A, Abraham DJ. TGF-beta signaling and the fibrotic response. FASEB J. 2004;18(7): 816-827.

46. Skuk D. Trasplante de células miogénicas : medicina regenerativa en patologías del músculo esquelético y cardíaco. Rev Med Urug. 2009;25:181-197.

47. Chan S, Head SI. The role of branched fibres in the pathogenesis of Duchenne muscular dystrophy. Exp Physiol. 2011;96(6): 564-571.

48. Decary S, Hamida CB, Mouly V, Barbet JP, Hentati F, Butler-Browne GS. Shorter telomeres in dystrophic muscle consistent with extensive regeneration in young children. Neuromuscul Disord. 2000;10(2): 113-120.

49. Sacco A, Mourkioti F, Tran R, Choi J, Llewellyn M, Kraft P, et al. Short telomeres and stem cell exhaustion model duchenne muscular dystrophy in mdx/mTR mice. Cell. 2010;143(7):1059-1071.

50. Shapiro F, Zurakowski D, Bui T, Darras BT. Progression of spinal deformity in wheelchair-dependent patients with Duchenne muscular dystrophy who are not treated with steroids: coronal plane (scoliosis) and sagittal plane (kyphosis, lordosis) deformity. Bone Joint J. 2014;96-B(1): 100-105.

51. Sienkiewicz D, Kulak W, Okurowska-Zawada B, Paszko-Patej G, Kawnik K. Duchenne muscular dystrophy: current cell therapies. Ther Adv Neurol Disord. 2015;8(4):166-177.

52. Samuni Y, Goldstein S, Dean OM, Berk M. The chemistry and biological activities of N-acetylcysteine. Biochim Biophys Acta. 2013;1830(8): 4117-4129.

53. Nakae Y, Dorchies OM, Stoward PJ, Zimmermann BF, Ritter C, Ruegg UT. Quantitative evaluation of the beneficial effects in the mdx mouse of epigallocatechin gallate, an antioxidant polyphenol from green tea. Histochem Cell Biol. 2012;137(6): 811-827.

54. Asai A, Sahani N, Kaneki M, Ouchi Y, Martyn JA, Yasuhara SE. Primary role of functional ischemia, quantitative evidence for the two-hit mechanism, and phosphodiesterase-5 inhibitor therapy in mouse muscular dystrophy. PLoS One. 2007;2(8): e806.

55. Percival JM, Whitehead NP, Adams ME, Adamo CM, Beavo JA, Froehner SC. Sildenafil reduces respiratory muscle weakness and fibrosis in the mdx mouse model of Duchenne muscular dystrophy. J Pathol. 2012;228(1): 77-87.

56. Cossu MV, Cattaneo D, Fucile S, Pellegrino P, Baldelli S, Cozzi V. Combined isosorbide dinitrate and ibuprofen as a novel therapy for muscular dystrophies : evidence from Phase I studies in healthy volunteers. 2014;8: 411-419.

57. Ermolova NV, Martinez L, Vetrone SA, Jordan MC, Roos KP, Sweeney HL, et al. Long-term administration of the TNF blocking drug Remicade (cV1q) to mdx mice reduces skeletal and cardiac muscle fibrosis, but negatively impacts cardiac function. Neuromuscul Disord. 2014;24(7): 583-595.

58. Reay DP, Yang M, Watchko JF, Daood M, O'Day TL, Rehman KK, et al. Systemic delivery of NEMO binding domain/IKKgamma inhibitory peptide to young mdx mice improves dystrophic skeletal muscle histopathology. Neurobiol Dis. 2011;43(3): 598- 608.

59. Mendell JR, Sahenk Z, Malik V, Gomez AM, Flanigan KM, Lowes LP, et al. A phase 1/2a follistatin gene therapy trial for Becker muscular dystrophy. Mol. Ther. 2015; 23(1):192-201.

60. Mendell JR, Campbell K, Rodino-Klapac L, Sahenk Z, Shilling C, Lewis S, et al. Dystrophin immunity in Duchenne's muscular dystrophy. N Engl J Med. 2010;363(15): 1429-1437.

61. Malik V, Rodino-Klapac LR, Viollet L,Wall C, King W, Al-Dahhak R, Lewis S, et al. Gentamicin-induced readthrough of stop codons in Duchenne muscular dystrophy. Ann. Neurol. 2010; 67(6):771-780.

62. Finkel RS, Flanigan KM, Wong B, Bönnemann C, Sampson J, Sweeney HL, et al. Phase 2a study of ataluren-mediated dystrophin production in patients with nonsense mutation Duchenne muscular dystrophy. PLoS One. 2013;8(12):e81302.

63. Mendell JR, Rodino-Klapac LR, Sahenk Z, Roush K, Bird L, Lowes LP, et al. Eteplirsen for the treatment of Duchenne muscular dystrophy. Ann Neurol. 2013;74(5): 637-647.

64. Cossu G, Previtali SC, Napolitano S, Cicalese MP, Tedesco FS, Nicastro F, et al. Intra-arterial transplantation of HLA-matched donor mesoangioblasts in Duchenne muscular dystrophy. 2015;7(12):1513-1528.

65. Shimizu-Motohashi Y, Asakura A. Angiogenesis as a novel therapeutic strategy for Duchenne muscular dystrophy through decreased ischemia and increased satellite cells. Front Physiol. 2014;5 FEB(February):1–7.

ANEXO I – ABREVIATURAS

Ang 1-7	Angiotensia 1-7
Ang 2	Angiotensia 2
AT 1/2	Receptores de angiotensina tipo 1 y 2
ATP	Adenosín trifosfato
CNFs	Fibras con núcleo central
Complejo DAP	Complejo de proteínas asociadas a la distrofina
CPK	Creatina fosfoquinasa
cPLA2	Fosfolipasa A2 citosólica
CTGF	Factor de crecimiento del tejido conectivo
DHPR	Receptor de dihidropiridinas
DMB	Distrofia muscular de Becker
DMD	Distrofia muscular de Duchenne
EGCg	Galato de epigalocatequina
EMA	Agencia Española del Medicamento
EMG	Electromiografía
eNOS	Óxido-nítrico sintetasa endotelial
GABA	Ácido γ-aminobutírico
GMPc	Guanosín monofosfato cíclico
GSH	Glutatión
H-E	Tinción hematoxilina-eosina
HLA	Antígenos leucocitarios humanos
Iκ-Bα	Factor inhibitorio del factor nuclear kappa beta

IL-1β	Interleucina 1 beta iNOS Óxido-nítrico sintetasa inducible
IP3	Inositol 1,4,5-trifosfato
kB	Kilobase, unidad de medida en biología molecular
MAB	Mesoangioblastos
MG53	Mitsugumina-53
miRNAs	microARNs
NAC	N-acetil cisteína
NBD	NEMO binding domain
NF-κB	Factor nuclear kappa beta
nNOS	Óxido-nítrico sintetasa neuronal
NO	Óxido nítrico
NOS	Óxido nítrico sintetasa
PLC	Fosfolipasa C
RMN	Resonancia magnética
ROS	Especies reactivas de oxígeno
RyR1	Receptor de rianodina
SERCA	Bomba ATP-asa de calcio del retículo sarcoplasmático
Smad 2, 3 y 4	Factores de transcripción de la familia Smad, tipos 1, 2 y 3
SR	Retículo sarcoplasmático/sarcoplásmico
TAC	Tomografía computarizada
TGF-β	Factor de crecimiento transformante beta

TRPC-1	Receptores de potenciales transitorios tipo 1
TNF-α	Factor de necrosis tumoral alfa
VEGF	Factor de crecimiento endotelial vascular
VEGFR-1	Receptor del factor de crecimiento endotelial vascular tipo 1
VEGFR-2	Receptor del factor de crecimiento endotelial vascular tipo 2
Flt-1	Idem a VEGFR-1
Flk-1	Idem a VEGFR-2

ANEXO II – IMÁGENES Y FIGURAS

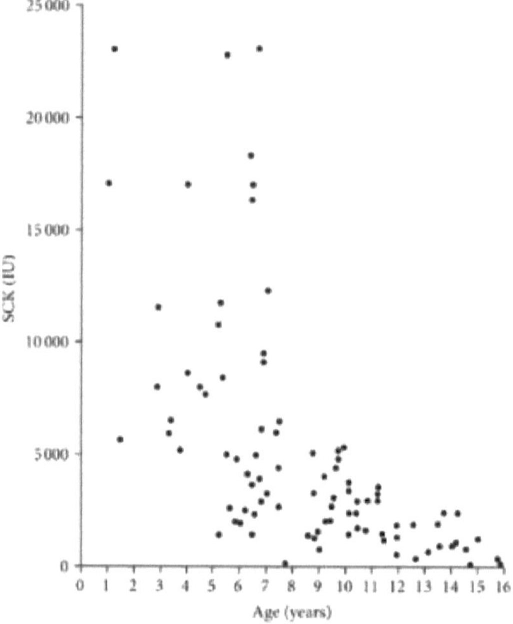

Figura 1. Niveles de CPK sérica en niños con DMD. Se observa cómo los niveles descienden, a medida que progresa la enfermedad[6].

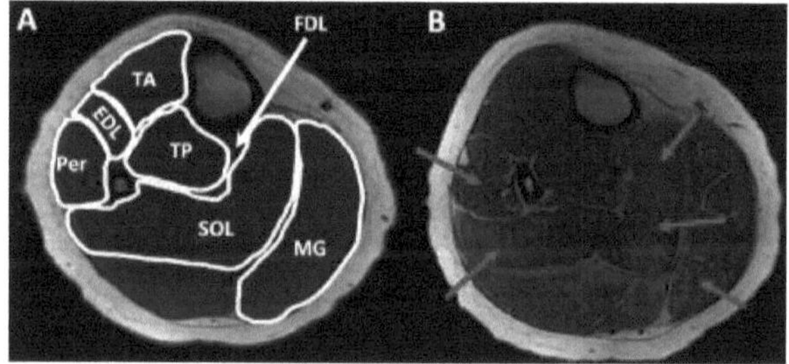

Figura 2. Resonancia magnética T1 de músculos de las extremidades inferiores. A) Paciente control, y B) Paciente con DMD. TA (tibial anterior); EDL (extensor largo de los dedos); Per (peroneo); MG (gastrocnemio medial); SOL (sóleo); TP (tibial posterior); FDL (flexor largo de los dedos). En la imagen B, se observan áreas de infiltración grasa a nivel muscular[7].

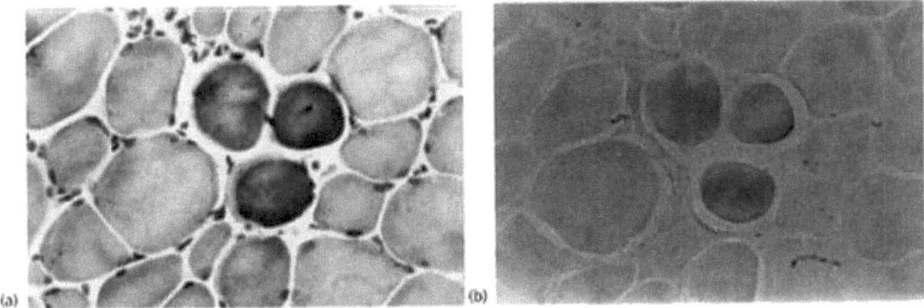

Figura 3. Sección histológica muscular de un paciente con DMD en estadio preclínico: a) tinción con hematoxilina-eosina; b) tinción con rojo de alizarina S[6].

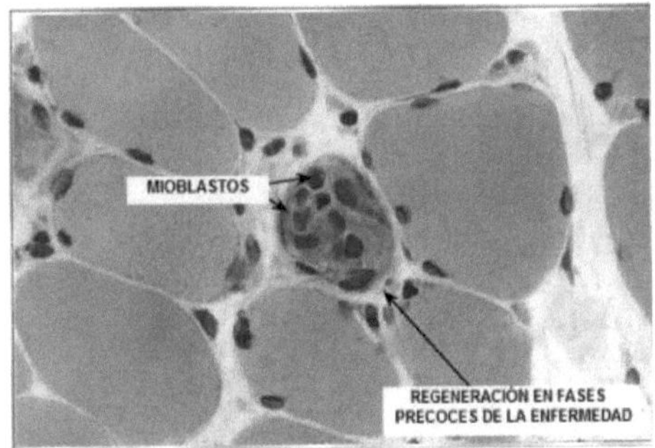

Figura 4. DMD en estadios tempranos, tinción con H-E: se observa un intento de regeneración muscular a partir de mioblastos[9].

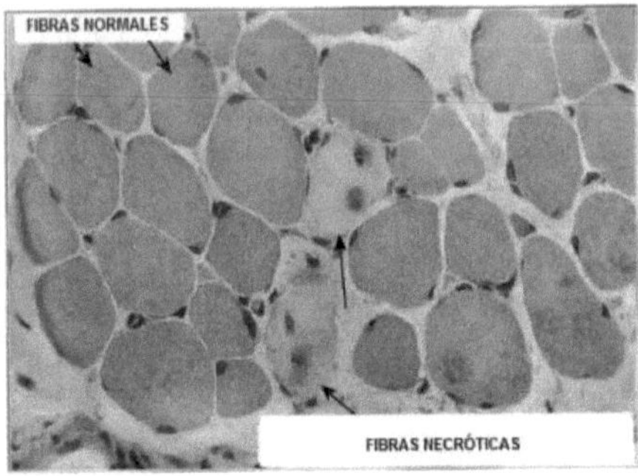

Figura 5. Biopsia muscular de un paciente con DMD, tinción con H-E: se observa la necrosis de algunas fibras musculares, frente a otras completamente normales[9].

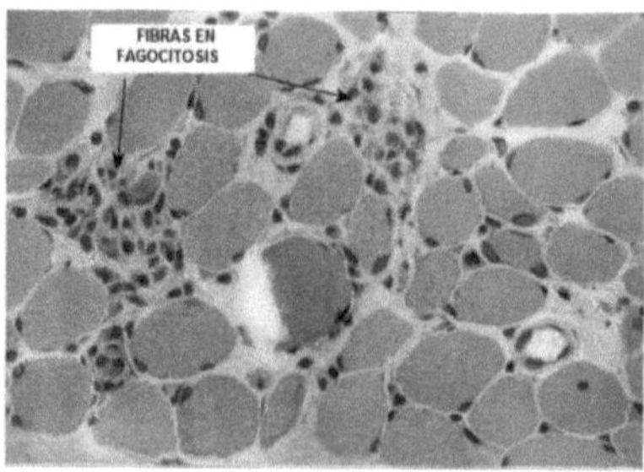

Figura 6. Corte histológico muscular de un paciente con DMD, tinción con H-E: se observan macrófagos en el interior de fibras musculares necróticas[9].

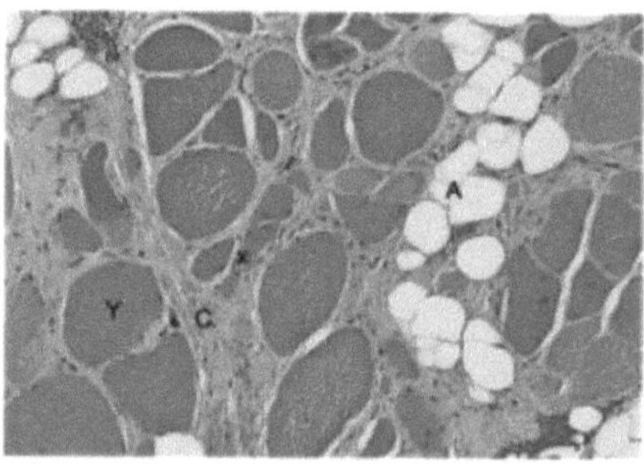

Figura 7. Sección histológica muscular de paciente con DMD, teñida con H-E: se observa variación en el tamaño de las fibras musculares, con algunas atróficas (X) y otras hipertróficas (Y), tejido conectivo (C) y tejido adiposo (A) [10].

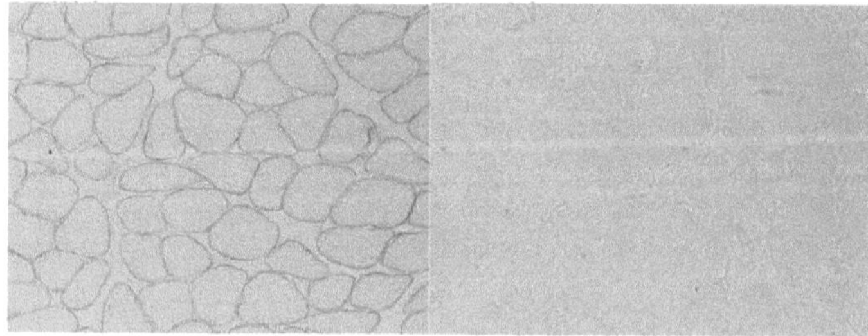

Figura 8. Test inmunohistoquímico. Izquierda: presencia de distrofina en la superficie de las fibras musculares, en paciente sano. Derecha: ausencia de distrofina en la DMD[11].

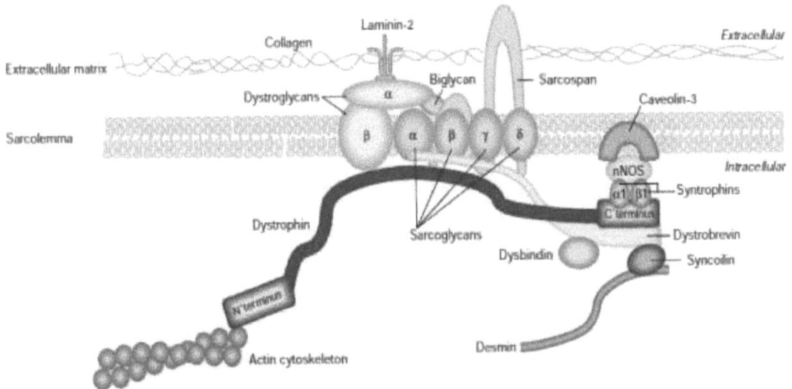

Figura 9. Distrofina y sus relaciones con el resto de proteínas de la fibra muscular[15].

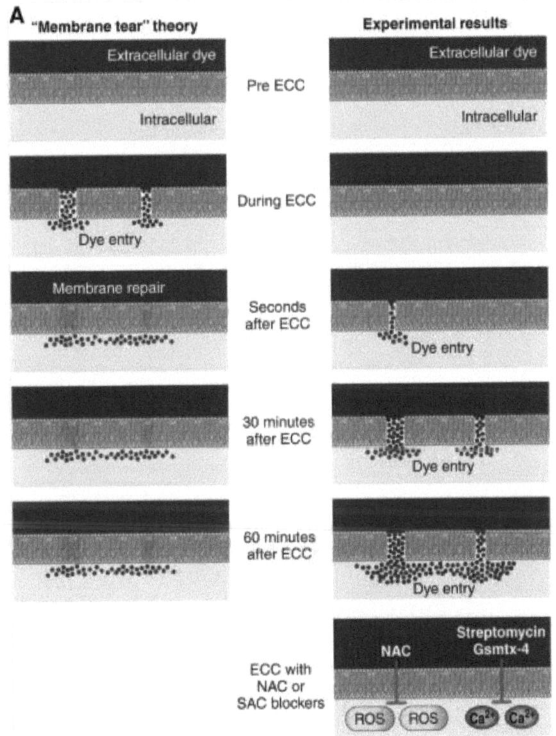

Figura 10. Mecanismos de aumento de permeabilidad del sarcolema inducidos por estiramiento. Izquierda: de acuerdo con la hipótesis de las perforaciones; derecha: resultados experimentales. Streptomycin y Gamtx-4 son bloqueantes de canales de

calcio activados por estiramiento. NAC (N-acetil cisteína) es un antioxidante frente a ROS[20].

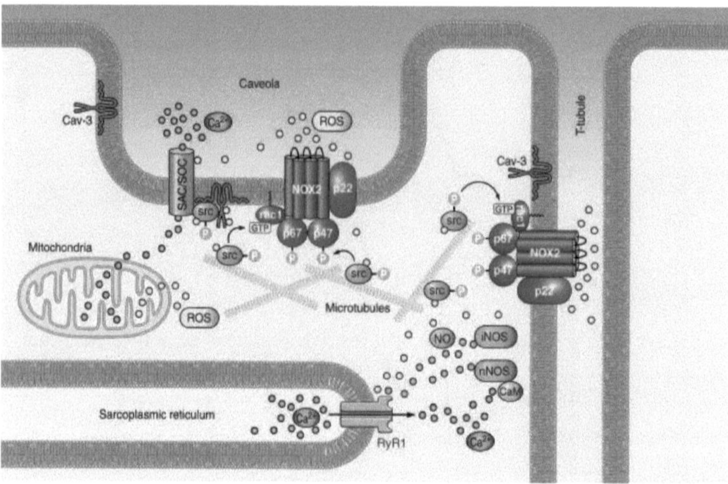

Figura 11. Papel de la caveolina-3 y la nNOS en el aumento del Ca^{2+} intracelular y de ROS[20].

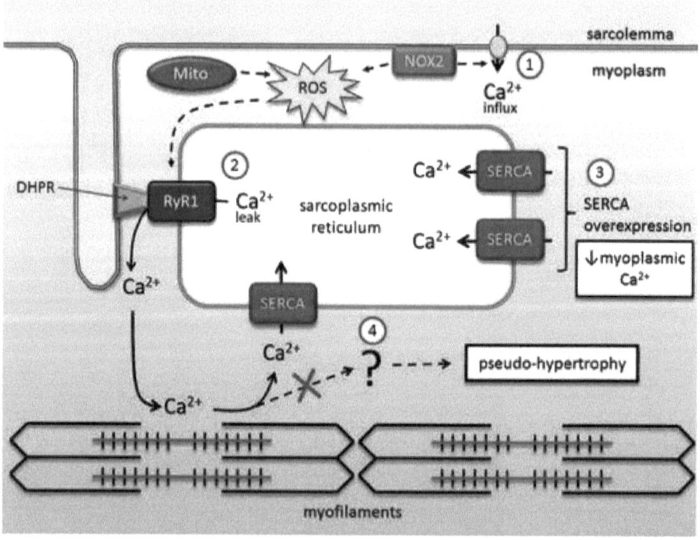

Figura 12. Modelo explicativo del aumento de calcio en el sarcoplasma[35].

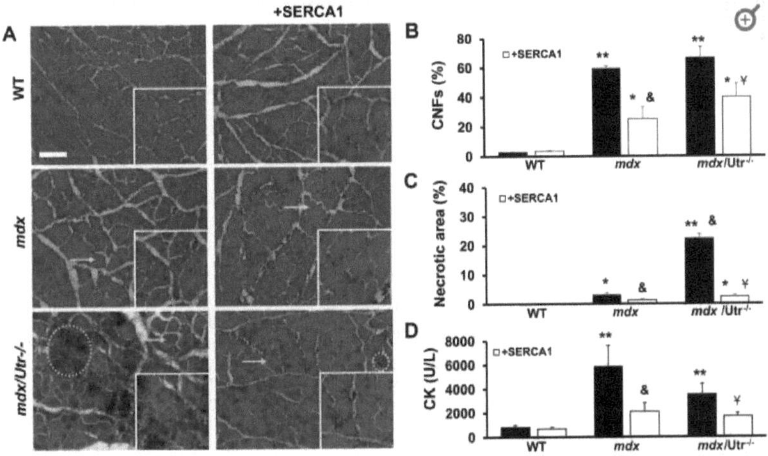

Figura 13. A) La sobreexpresión de SERCA1 en ratones con déficit simultáneo de distrofina y utrofina protege al músculo del daño inducido por la contracción excéntrica y reduce las áreas de necrosis. B, C y D) Se puede observar cómo la sobreexpresión de SERCA1 reduce la incidencia de CNFs (células con núcleo central, intento de regeneración muscular), la pseudohipertrofia, las áreas de necrosis y los niveles de creatina fosfoquinasa plasmática además de otros marcadores de daño muscular[38].

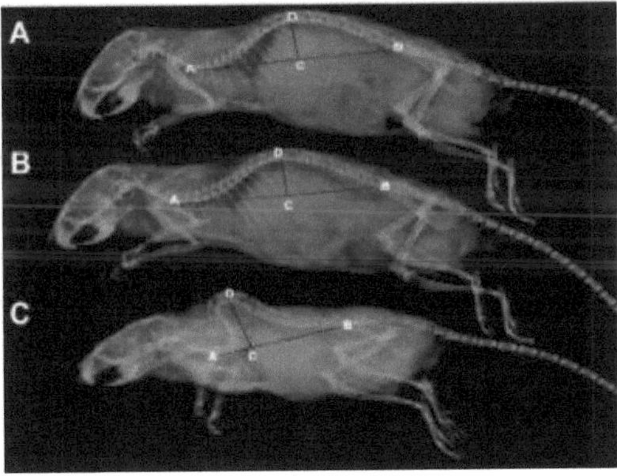

Figura 14. Radiografías que muestran la curvatura espinal en ratones "wild type" (A), ratones mdx/Utr+SERCA1 (B) y ratones mdx/Utr sin SERCA1 (C). Se observa una reducción de la cifosis en ratones con sobreexpresión de SERCA1[38].

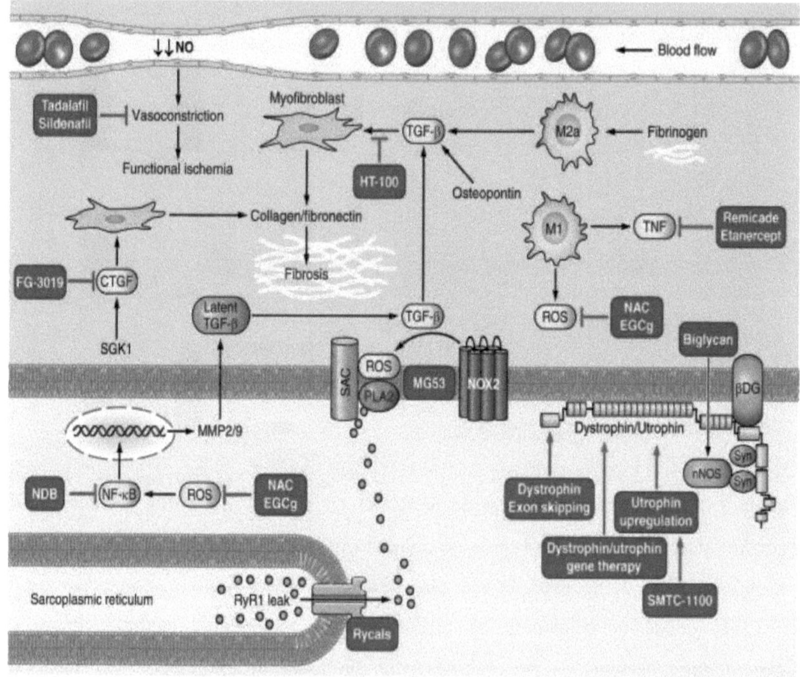

Figura 15. Posibles estrategias terapéuticas para la DMD[20].